Fraîcheur Végétale

Explorations Gourmandes de Salades Créatives

Juliette Dupont

Contenu

Salade de poulet garnie de prosciutto 8

Délicieuse salade de roquette garnie de crevettes 10

Salade Cobb aux Crevettes 12

Salade de melon et prosciutto...15

Salade de maïs et de haricots blancs..17

Salade de crevettes thaï 19

Délicieuse salade avec vinaigrette épicée à l'ananas 22

Salade de poulet grillé et roquette..25

Salade de pâtes aux fruits de mer avec vinaigrette au babeurre et à la ciboulette...27

Blettes à la vinaigrette de tomates 30

Délicieuse salade de crabe 32

Salade d'orzo au poulet 35

Salade de flétan et pêche 38

Salade de betteraves et fromage bleu 40

Salade verte italienne 43

Salade de brocoli aux canneberges 45

Délicieuse salade Marconi 47

Salade de pommes de terre et bacon 49

Salade de Roquefort 51

Salade de thon 54

Salade de pâtes antipasti..56

Salade de poulet à la pâte de sésame 59

Salade de pommes de terre traditionnelle......................................61

taboule	63
Salade surgelée	65
Salade de fraises et feta	67
Salade de concombre rafraîchissante	69
salade colorée	71
Salade de pois chiches	73
Salade épicée d'avocat et de concombre	75
Salade de basilic, feta et tomates	77
Salade de pâtes et épinards	79
Orzo basilic et tomates séchées	81
Salade crémeuse au poulet	83
Défi rafraîchissant au gramme vert et au yogourt	85
Salade d'avocat et de roquette garnie de fromage feta émietté	87
Salade de pois chiches germés	89
Salade de pois chiches santé	91
Salade de bacon et de pois avec vinaigrette ranch	93
Salade d'asperges croustillantes	95
Délicieuse salade de poulet	97
Salade saine de légumes et de nouilles soba	100
Salade de laitue et cresson avec une vinaigrette d'anchois	103
Salade jaune simple	106
Salade d'agrumes et de basilic	108
Salade de bretzels simple	110
Salade de poulet de Cléopâtre	112
Salade thaï-vietnamienne	114
Salade Cobb de Noël	116
Salade de pommes de terre vertes	119

- Salade de maïs brûlé 122
- Salade de chou et raisin 124
- salade d'agrumes 126
- Salade de fruits et salade 128
- Salade de pommes et laitue 130
- Salade de haricots et poivrons 132
- Salade de carottes et dattes 134
- Vinaigrette crémeuse au poivre 135
- Salade hawaienne 137
- Salade de maïs brûlé 139
- Salade de chou et raisin 141
- salade d'agrumes 143
- Salade de fruits et salade 145
- Salade de curry de poulet 147
- Salade d'épinards aux fraises 149
- Salade de chou sucrée au restaurant 151
- Salade de macaronis classique 153
- Salade de poires au Roquefort 155
- La salade de thon de Barbie 157
- Salade de poulet en vacances 159
- Salade mexicaine de haricots 161
- Salade de pâtes ranch au bacon 163
- Salade de pommes de terre à la peau rouge 165
- Salade de haricots noirs et couscous 167
- Salade de poulet grecque 169
- Belle salade de poulet 171
- Salade fruitée au curry de poulet 173

Fantastique salade de poulet au curry	175
Salade de carottes épicée	177
Salade de pommes à l'asiatique	179
Salade de courge et orzo	181
Salade de cresson aux fruits	183
salade César	185
Salade de poulet à la mangue	187
Salade d'oranges à la mozzarella	189
Salade aux trois haricots	191
Salade de tofu au miso	193
Salade de radis japonais	195
Cobb du sud-ouest	197
Pâtes Caprese	199
Salade de truite fumée	201
salade d'oeufs aux haricots	203
Salade Ambroise	204
Un quart de salade	206
Salade de chili espagnol	208
salade de mimosa	210
Waldorf classique	212
Salade de pois aux yeux noirs	214
Salade de légumes au fromage suisse	216
Savoureuse salade de carottes	218

Salade de poulet garnie de prosciutto

Ingrédients

Tranches de pain au levain de 1,1 once, coupées en cubes de 1/2 pouce

Aérosol de cuisson

1/4 c. basilic séché

1 pincée d'ail en poudre

1 ½ c. huile d'olive extra vierge, fendue

1 once de prosciutto tranché très finement, haché

1 cuillère à soupe. jus de citron frais

1/8 cuillère à café de sel

Paquets de 1,5 once bébé roquette

3/4 once de fromage Asiago, râpé et divisé, environ 1/3 tasse

3 grammes de poitrine de poulet frite, désossée et sans peau

1/2 tasse de tomates raisins, coupées en deux

Méthode

Gardez le four préchauffé à 425 degrés F. Enduisez légèrement une plaque à pâtisserie d'un aérosol de cuisson et placez les cubes de pain dessus en une seule couche. Saupoudrer de poudre d'ail et ajouter le basilic et bien mélanger. Glisser dans le four préchauffé et cuire pendant 10 minutes ou jusqu'à ce que le pain soit croustillant. Ajouter un peu d'huile dans une grande poêle et faire revenir le prosciutto jusqu'à ce qu'il soit croustillant. Retirer de la poêle et égoutter. Mélanger le reste de l'huile, le jus de citron et le sel dans un bol. Mettre la roquette, la moitié du fromage et le jus dans un grand bol, remuer et bien mélanger. Juste avant de servir, garnir la salade de poulet, de prosciutto croustillant, de tomates, du reste du fromage et des croûtons, mélanger et servir.

Délicieuse salade de roquette garnie de crevettes

Ingrédients

2 tasses de bébé roquette légèrement tassée

1/2 tasse de poivron rouge, haché finement

1/4 tasse de carottes, hachées finement

1 1/2 c. huile d'olive extra vierge, fendue

1 C. de romarin frais finement haché

1/4 c. piment rouge en poudre

1 gousse d'ail, tranchée finement

8 grosses crevettes décortiquées et déveinées

1 1/2 c. vinaigre balsamique blanc

Méthode

Dans un grand bol, mélanger la bébé roquette, le poivron rouge et les carottes. Ajouter environ 1 cuillère à soupe dans une grande casserole. l'huile et faites chauffer à feu moyen. Ajouter le paprika, l'ail et le romarin dans la poêle et cuire jusqu'à ce que l'ail soit tendre. Ajouter les crevettes et augmenter le feu. Cuire jusqu'à ce que les crevettes soient cuites. Mettre les crevettes dans un bol. Ajouter le reste de l'huile et du vinaigre dans la poêle et chauffer jusqu'à ce qu'il soit chaud. Verser ce mélange sur le mélange de roquette et remuer jusqu'à ce que la vinaigrette enrobe les légumes. Garnir la salade de crevettes et servir immédiatement.

Apprécier!

Salade Cobb aux Crevettes

Ingrédients

2 tranches de bacon coupées en deux

1/2 livre de grosses crevettes, décortiquées et déveinées

1/4 c. poivre

1/8 cuillère à café de poivre noir

Aérosol de cuisson

1/8 cc de sel fin

1 1/4 c. jus de citron frais

3/4 c. Huile d'olive vierge extra

1/4 c. moutarde de dijon entière

1/2 paquet de 10 onces de laitue romaine

1 dl de tomates cerises coupées en quartiers

1/2 tasse de carottes râpées

1/2 tasse de maïs en grains entiers surgelé, décongelé

1/2 avocat mûr, pelé, coupé en 4 tranches

Méthode

Faire revenir le bacon dans une poêle jusqu'à ce qu'il soit croustillant. Couper dans le sens de la longueur. Nettoyer la poêle et vaporiser d'un aérosol de cuisson. Remettez la casserole sur le feu et chauffez à feu moyen. Mélangez les crevettes avec le poivre et le paprika. Ajouter les crevettes dans la casserole et cuire jusqu'à ce qu'elles soient cuites. Saupoudrez un peu de sel et mélangez bien. Dans un petit bol, mélanger le jus de citron, l'huile, le sel et la moutarde dans un bol. Mélanger la laitue, les crevettes, les tomates, la carotte, le maïs, l'avocat et le bacon dans un bol et arroser de vinaigrette. Bien mélanger et servir immédiatement.

Apprécier!

Salade de melon et prosciutto

Ingrédients

1 1/2 tasse de melon miel, coupé en cubes de 1/2 pouce

1 1/2 tasse de cantaloup, coupé en dés de 1/2 pouce

1 cuillère à soupe. menthe fraîche finement ciselée

1/2 c. jus de citron frais

1/8 cuillère à café de poivre noir fraîchement moulu

1 once de prosciutto finement tranché, coupé en fines lanières

1/4 tasse 2 onces de fromage Parmigiano-Reggiano frais râpé

Poivre noir concassé, facultatif

Brins de menthe, facultatif

Méthode

Combiner tous les ingrédients dans un grand bol et bien mélanger jusqu'à ce qu'ils soient bien enrobés. Servir garni de quelques brins de poivre et de menthe. Sers immédiatement.

Apprécier!

Salade de maïs et de haricots blancs

Ingrédients

1 tête de scarole, coupée en quatre dans la longueur et rincée

Aérosol de cuisson

1 once de pancetta, hachée

1/2 courgette moyenne, coupée en quatre et coupée

1/2 gousse d'ail, hachée finement

1/2 tasse de grains de maïs frais

1/4 tasse de persil plat frais haché

1/2 boîte de 15 onces de haricots blancs, rincés et égouttés

1 cuillère à soupe. Vinaigre de vin rouge

1/2 c. Huile d'olive vierge extra

1/4 c. poivre noir

Méthode

Frire la scarole dans une grande poêle à frire à feu moyen pendant 3 minutes ou jusqu'à ce qu'elle ramollisse sur les bords. Essuyez la poêle et enduisez-la d'un peu d'aérosol de cuisson. Chauffer à feu moyen et ajouter la pancetta, les courgettes et l'ail et faire revenir jusqu'à ce qu'ils soient tendres. Ajouter le maïs et cuire encore une minute. Mélanger le mélange de maïs et la scarole dans un grand bol. Ajouter le persil et le vinaigre et bien mélanger. Ajoutez le reste des ingrédients et mélangez bien. Servir.

Apprécier!

Salade de crevettes thaï

Ingrédients

2 grammes de linguines non cuites

6 onces de crevettes moyennes décortiquées et déveinées

1/4 tasse de jus de citron vert frais

1/2 c. sucre

1/2 c. Sriracha, sauce chili piquante, comme Huy Fong

1/2 c. sauce poisson

2 tasses de laitue romaine râpée

3/4 tasse d'oignon rouge, tranché verticalement

1/8 tasse de carottes, hachées finement

1/4 tasse de feuilles de menthe fraîche hachées

1/8 tasse de coriandre fraîche hachée

3 cuillères à soupe. noix de cajou rôties à sec hachées, non salées

Méthode

Préparez les pâtes selon les instructions sur le paquet. Lorsque les pâtes sont presque cuites, ajouter les crevettes et cuire 3 minutes. Égouttez et placez dans une passoire. Faites couler de l'eau froide dessus. Mélanger le jus de citron, le sucre, la Sriracha et la sauce de poisson dans un bol. Mélanger jusqu'à ce que le sucre soit dissous. Ajouter tous les ingrédients sauf les noix de cajou. Bien mélanger. Garnir de noix de cajou et servir immédiatement.

Apprécier!

Délicieuse salade avec vinaigrette épicée à l'ananas

Ingrédients

1/2 livre de poitrine de poulet désossée et sans peau

1/2 c. Poudre de chili

1/4 c. sel

Aérosol de cuisson

3/4 tasse d'ananas frais en dés de 1 pouce, environ 8 onces, divisé

1 cuillère à soupe. coriandre fraîche hachée

1 cuillère à soupe. jus d'orange fraîchement pressé

2 cuillères à soupe. vinaigre de cidre de pomme

1/4 c. piment habanero finement haché

1/2 grosse gousse d'ail

1/8 tasse d'huile d'olive extra vierge

1/2 tasse de jicama, pelé et tranché en juillet

1/3 tasse de poivron rouge tranché finement

1/4 tasse d'oignon rouge finement haché

1/2 paquet de 5 onces d'épinards frais, environ 4 tasses

Méthode

Piler le poulet à une épaisseur uniforme et saupoudrer de sel et de poudre de chili. Vaporisez un aérosol de cuisson sur le poulet et placez-le sur un gril préchauffé et faites cuire jusqu'à ce que le poulet soit cuit. Mettre de côté. Placer la moitié de l'ananas, du jus d'orange, de la coriandre, du habanero, de l'ail et du vinaigre dans un mélangeur et mélanger jusqu'à consistance lisse. Ajouter lentement l'huile d'olive et continuer à mélanger jusqu'à consistance homogène et épaissie. Mélanger le reste des ingrédients dans un grand bol. Ajouter le poulet et bien mélanger. Verser la vinaigrette et remuer jusqu'à ce que tous les ingrédients soient bien enrobés de vinaigrette. Sers immédiatement.

Apprécier!

Salade de poulet grillé et roquette

Ingrédients

8 demi-poitrines de poulet désossées et sans peau, 6 grammes

1/2 c. sel

1/2 c. poivre noir

Aérosol de cuisson

10 tasses de roquette

2 dl de tomates cerises multicolores coupées en deux

1/2 tasse d'oignon rouge finement haché

1/2 tasse de vinaigrette huile d'olive et vinaigre, divisée

20 olives Kalamata dénoyautées, hachées

1 dl de fromage de chèvre émietté

Méthode

Assaisonner la poitrine de poulet avec du sel et du poivre. Vaporiser une poêle à griller avec un aérosol de cuisson et chauffer à feu moyen. Placer le poulet sur la poêle et cuire jusqu'à ce qu'il soit cuit. Mettre de côté.

Mélanger les tomates, la roquette, l'oignon, les olives et 6 cuillères à soupe dans un bol. bandage. Badigeonnez le reste de vinaigrette sur le poulet et coupez-le en tranches. Combiner le mélange de poulet et de roquette aux tomates et bien mélanger. Sers immédiatement.

Apprécier!

Salade de pâtes aux fruits de mer avec vinaigrette au babeurre et à la ciboulette

Ingrédients

2 dl de pâtes aux fruits de mer non cuites

2 dl de petits pois surgelés

1/2 tasse de mayonnaise de canola biologique

1/2 tasse de babeurre sans gras

2 cuillères à soupe. ciboulette fraîche hachée

2 cuillères à soupe. thym frais haché

1 C. de sel

1 C. de poivre noir fraîchement moulu

4 gousses d'ail, hachées finement

4 tasses de roquette légèrement tassée

2 cuillères à soupe. huile d'olive

4 onces de prosciutto finement haché, environ 1/2 tasse

Méthode

Préparez les pâtes selon les instructions du fabricant. Lorsque les pâtes sont presque cuites, ajouter les petits pois et cuire 2 minutes. Égoutter et tremper dans de l'eau froide. Vide à nouveau. Mélanger la mayonnaise, le babeurre, la ciboulette, le thym, le sel, le poivre et l'ail dans un bol et bien mélanger. Ajouter les pâtes, les pois et la roquette et bien mélanger. Faire revenir le prosciutto dans une poêle à feu moyen jusqu'à ce qu'il soit croustillant. Saupoudrer sur la salade et servir.

Apprécier!

Blettes à la vinaigrette de tomates

Ingrédients

8 filets d'omble chevalier de 6 onces

1 1/2 c. sel fin

1 C. poivre noir, divisé

Aérosol de cuisson

8 tasses de vinaigre balsamique

4 c. Huile d'olive vierge extra

4 c. échalotes hachées

2 pintes de tomates raisins, coupées en deux

10 tasses de roquette légèrement tassée

4 c. pignons de pin, grillés

Méthode

Assaisonner les filets d'omble chevalier avec un peu de sel et de poivre.

Faites-les revenir dans une poêle pendant environ 4 minutes des deux côtés.

Retirer les filets de la poêle et couvrir d'un essuie-tout. Nettoyez le pot de jus. Versez le vinaigre dans un petit bol. Ajouter progressivement l'huile et fouetter jusqu'à épaississement. Ajouter les échalotes et bien mélanger. Ajouter les tomates, le sel et le poivre dans la poêle et chauffer à feu vif et cuire jusqu'à ce que les tomates soient tendres. Ajouter la vinaigrette et bien mélanger. Juste avant de servir, déposer un lit de roquette dans l'assiette, ajouter l'omble chevalier et verser le mélange de tomates sur chaque filet. Garnir de quelques noix et servir immédiatement.

Apprécier!

Délicieuse salade de crabe

Ingrédients

2 cuillères à soupe. zeste de citron râpé

10 cuillères à soupe. jus de citron frais, divisé

2 cuillères à soupe. Huile d'olive vierge extra

2 cuillères à soupe. Mon cher

1 c. de moutarde de Dijon

1/2 c. sel

1/4 c. poivre noir fraîchement moulu

2 dl de grains de maïs frais, environ 2 épis

1/2 tasse de feuilles de basilic hachées

1/2 tasse de poivron rouge haché

4 c. oignon rouge finement haché

2 livres de morceaux de chair de crabe, morceaux de carapace enlevés

16 tomates beefsteak mûres tranchées de 1/4 de pouce d'épaisseur

4 dl de tomates cerises coupées en deux

Méthode

Dans un grand bol, mélanger la croûte, 6 c. jus de citron, huile d'olive, miel, moutarde, sel et poivre. Retirer environ 3 cuillères à soupe. de ce mélange et réserver. Ajouter les 6 cuillères à soupe restantes. le jus de citron, le maïs, le basilic, le poivron rouge, l'oignon rouge et la chair de crabe au mélange de jus restant et bien mélanger. Ajouter les tomates et les tomates cerises et bien mélanger. Juste avant de servir, versez dessus le jus réservé et servez aussitôt.

Apprécier!

Salade d'orzo au poulet

Ingrédients

1 tasse d'orzo non cuit

1/2 c. zeste de citron râpé

6 cuillères à soupe. jus de citron frais

2 cuillères à soupe. Huile d'olive vierge extra

1 C. de sel casher

1 C. d'ail finement haché

1/2 c. Mon cher

1/4 c. poivre noir fraichement moulu

2 tasses de poitrine de poulet rôtie, désossée et sans peau

1 tasse de concombre anglais coupé en dés

1 dl de poivron rouge

2/3 tasse d'oignon vert finement tranché

2 cuillères à soupe. aneth frais haché

1 dl de fromage de chèvre émietté

Méthode

Préparez l'orzo selon les instructions du fabricant. Égoutter et faire tremper dans de l'eau froide et égoutter à nouveau et placer dans un grand bol.

Mélanger le zeste de citron, le jus de citron, l'huile, le casher, l'ail, le miel et le poivre dans un bol. Fouetter ensemble jusqu'à ce qu'ils soient combinés.

Verser ce mélange sur les pâtes préparées et bien mélanger. Incorporer le poulet, le concombre, le poivron rouge, l'oignon vert et l'aneth. Bien mélanger. Garnir de fromage et servir immédiatement.

Apprécier!

Salade de flétan et pêche

Ingrédients

6 cuillères à soupe. huile d'olive extra vierge, fendue

8 filets de flétan, 6 oz

1 c. de sel kasher, divisé

1 C. de poivre noir fraîchement moulu, divisé

4 c. menthe fraîche ciselée

4 c. jus de citron frais

2 cuillères à soupe. sirop d'érable

12 dl de pousses d'épinards

4 pêches moyennes, coupées en deux et tranchées

1 concombre anglais, coupé en deux sur la longueur et tranché

1/2 tasse de tranches d'amandes grillées

Méthode

Saupoudrer les filets de flétan avec un peu de sel et de poivre. Placer le poisson dans une poêle chauffée et cuire des deux côtés pendant 6 minutes ou jusqu'à ce que le poisson se défasse légèrement lorsqu'il est coupé à la fourchette. Dans un grand bol, mélanger le sel, le poivre, l'huile, le jus de citron, la menthe et le sirop d'érable et fouetter jusqu'à homogénéité. Ajouter les bébés épinards, les pêches et le concombre et bien mélanger. Au moment de servir, servir le filet sur un lit de laitue et garnir de quelques amandes.

Apprécier!

Salade de betteraves et fromage bleu

Ingrédients

2 dl de feuilles de menthe fraîche râpées

2/3 tasse d'oignon rouge finement tranché verticalement

2-pack, 6 oz bébé chou frisé

1/2 tasse de yogourt grec nature à 2 % de gras réduit

4 c. babeurre sans gras

4 c. vinaigre de vin blanc

3 cuillères à soupe. Huile d'olive vierge extra

1/2 c. sel casher

1/2 c. poivre noir fraîchement moulu

8 gros œufs durs, coupés en quatre dans le sens de la longueur

Paquet de 2,8 onces de betteraves pelées et cuites à la vapeur, coupées en quartiers

1 dl de noix hachées grossièrement

4 grammes de fromage bleu, émietté

Méthode

Dans un grand bol, mélanger l'oignon, le chou frisé, l'œuf, les betteraves et la menthe. Dans un autre bol, mélanger le yogourt grec, le babeurre, le vinaigre, l'huile, le sel et le poivre. Fouetter jusqu'à ce que tous les ingrédients soient bien incorporés. Juste avant de servir, versez la vinaigrette sur la salade et servez garnie de noix et de fromage.

Salade verte italienne

Ingrédients

4 tasses de laitue romaine - râpée, lavée et séchée

2 dl de scarole râpée

2 tasses de radicchio râpé

2 dl de laitue rouge râpée

1/2 tasse d'oignons verts hachés

1 poivron rouge, tranché

1 poivron vert, coupé en rondelles

24 tomates cerises

1/2 tasse d'huile de pépins de raisin

1/4 tasse de basilic frais haché

1/2 tasse de vinaigre balsamique

1/4 tasse de jus de citron

sel et poivre au goût

Méthode

Pour la salade : Mélanger la laitue romaine, la scarole, la laitue frisée rouge, le radicchio, les oignons verts, les tomates cerises, le poivron vert et le poivron rouge dans un bol.

Pour la vinaigrette : Mélanger le basilic, le vinaigre balsamique, l'huile de pépins de raisin, le jus de citron dans un petit bol et bien mélanger. Assaisonnez avec du sel et du poivre.

Juste avant de servir, versez la vinaigrette sur la salade et mélangez bien. Sers immédiatement.

Apprécier!

Salade de brocoli aux canneberges

Ingrédients

1/4 tasse de vinaigre balsamique

2 cuillères à soupe. Moutarde de Dijon

2 cuillères à soupe. sirop d'érable

2 gousses d'ail, hachées finement

1 C. Zeste de citron râpé

sel et poivre au goût

1 dl d'huile de colza

2 paquets de 16 oz de mélange de salade de brocoli

1 tasse de canneberges séchées

1/2 tasse d'oignons verts hachés

1/2 tasse de pacanes hachées

Méthode

Verser le vinaigre dans un bol moyen. Ajouter la moutarde de Dijon, l'ail, le zeste de citron et le sirop d'érable. Bien fouetter et verser graduellement l'huile et fouetter jusqu'à consistance homogène. Ajouter la salade de brocoli, les oignons verts, les canneberges séchées et l'oignon dans un grand bol à mélanger. Verser la vinaigrette sur la salade et bien mélanger. Placer au réfrigérateur et laisser reposer une demi-heure. Garnir de noix de pécan et servir immédiatement.

Apprécier!

Délicieuse salade Marconi

Ingrédients

2 tasses de macaronis non cuits

1/2 tasse de mayonnaise

2 cuillères à soupe. vinaigre blanc distillé

1/3 tasse de sucre blanc

1 cuillère à soupe. et 3/4 c. moutarde jaune préparée

3/4 c. sel

1/4 c. poivre noir moulu

1/2 gros oignon, haché

1 branche de céleri, hachée

1/2 poivron vert, épépiné et haché

2 cuillères à soupe. carotte râpée, facultatif

1 cuillère à soupe. piment fort haché, facultatif

Méthode

Préparez les macaronis selon les instructions du fabricant. Égoutter, plonger dans de l'eau froide et égoutter à nouveau. Mélanger la mayonnaise, le sucre, la moutarde, le vinaigre, le poivre et le sel dans un grand bol. Ajouter le poivron vert, le céleri, le poivron, la carotte et le macaroni et bien mélanger. Réfrigérer une nuit avant de servir.

Apprécier!

Salade de pommes de terre et bacon

Ingrédients

1 livre de pommes de terre nouvelles rouges propres et lavées

3 oeufs

1/2 livre de bacon

1/2 oignon, finement haché

1/2 céleri-rave, haché finement

1 tasse de mayonnaise

sel et poivre au goût

Méthode

Cuire les pommes de terre dans l'eau bouillante jusqu'à ce qu'elles soient tendres. Égoutter et refroidir au réfrigérateur. Faire cuire les œufs durs dans de l'eau bouillante, les tremper dans de l'eau froide, les peler et les hacher. Faire revenir le bacon dans une poêle. Égoutter et émietter en petits morceaux. Couper les pommes de terre froides en bouchées. Mélanger tous les ingrédients dans un grand bol. Servir frais.

Apprécier!

Salade de Roquefort

Ingrédients

2 têtes de laitue, déchirées en bouchées

6 poires - pelées, évidées et hachées

10 grammes de Roquefort, émietté

2 avocats - pelés, dénoyautés et coupés en dés

1 tasse d'oignon vert finement tranché

1/2 tasse de sucre blanc

1 tasse de noix de pécan

2/3 tasse d'huile d'olive

1/4 tasse et 2 c. Vinaigre de vin rouge

1 cuillère à soupe. sucre blanc

1 cuillère à soupe. moutarde préparée

2 gousses d'ail, hachées finement

1 C. de sel

Poivre noir fraîchement moulu au goût

Méthode

Dans une casserole, ajouter 1/2 tasse de sucre avec les pacanes. Cuire à feu moyen jusqu'à ce que le sucre fonde et que les pacanes caramélisent. Verser le mélange lentement sur du papier ciré et réfrigérer. Casser en morceaux et réserver. Verser l'huile d'olive, le vinaigre de vin rouge, 1 c. le sucre, la moutarde, l'ail, le poivre et le sel dans un robot culinaire et mélanger jusqu'à ce que tous les ingrédients soient mélangés. Mettre tous les ingrédients restants dans un grand saladier et verser la vinaigrette. Bien mélanger pour enrober. Garnir de pacanes caramélisées et servir.

Apprécier!

Salade de thon

Ingrédients

2 boîtes de 7 oz de thon albacore, égoutté et émietté

3/4 tasse de mayonnaise ou vinaigrette

2 cuillères à soupe. parmesan

1/4 tasse et 2 c. relish aux cornichons sucrés

1/4 c. flocons d'oignons tranchés séchés

1/2 c. poudre de curry

2 cuillères à soupe. persil séché

2 cuillères à soupe. aneth séché

2 pincées d'ail en poudre

Méthode

Dans un bol moyen, ajouter le thon albacore, la mayonnaise, le parmesan, les cornichons sucrés et la ciboulette. Bien mélanger. Saupoudrer de poudre de curry, de persil, d'aneth et de poudre d'ail et bien mélanger. Sers immédiatement.

Apprécier!

Salade de pâtes antipasti

Ingrédients

2 livres de pâtes aux fruits de mer

1/2 livre de salami de Gênes, haché

1/2 livre de saucisses au pepperoni, hachées

1 livre de fromage Asiago, coupé en dés

2 boîtes de 6 oz d'olives noires, égouttées et hachées

2 poivrons rouges, coupés en dés

2 poivrons verts, hachés

6 tomates, hachées

2 paquets de 0,7 once de mélange de vinaigrette italienne sèche

1-1/2 dl d'huile d'olive extra vierge

1/2 tasse de vinaigre balsamique

1/4 tasse d'origan séché

2 cuillères à soupe. persil séché

2 cuillères à soupe. Parmesan râpé

Sel et poivre noir moulu au goût

Méthode

Cuire les pâtes selon les instructions du fabricant. Égoutter et tremper dans de l'eau froide. Vide à nouveau. Ajouter les pâtes, le pepperoni, le salami, les olives noires, le fromage Asiago, les tomates, le poivron rouge et le poivron vert dans un grand bol. Bien mélanger. Saupoudrer le mélange de vinaigrette et bien mélanger. Couvrir de film alimentaire et réfrigérer.

Pour la vinaigrette : Verser l'huile d'olive, l'origan, le vinaigre balsamique, le parmesan, le persil, le poivre et le sel dans un bol. Bien fouetter jusqu'à ce que le tout soit combiné. Juste avant de servir, verser la vinaigrette sur la salade et remuer. Sers immédiatement.

Apprécier!

Salade de poulet à la pâte de sésame

Ingrédients

1/2 tasse de graines de sésame

2 paquets de pâte à boucles de 16 oz

1 tasse d'huile végétale

2/3 tasse de sauce soja légère

2/3 tasse de vinaigre de riz

2 cuillères à soupe. huile de sésame

1/4 tasse et 2 c. sucre blanc

1 C. de gingembre moulu

1/2 c. poivre noir moulu

6 dl de blancs de poulet cuits et effilochés

2/3 tasse de coriandre fraîche hachée

2/3 tasse d'oignons verts hachés

Méthode

Faire griller légèrement les graines de sésame dans une poêle à feu moyen jusqu'à ce que l'arôme remplisse la cuisine. Mettre de côté. Cuire les pâtes selon les instructions du fabricant. Égoutter, tremper dans de l'eau froide, égoutter et mettre dans un bol. Mélanger l'huile végétale, le vinaigre de riz, la sauce soja, le sucre, l'huile de sésame, le gingembre, le poivre et les graines de sésame jusqu'à ce que tous les ingrédients soient incorporés. Verser la vinaigrette préparée sur les pâtes et bien mélanger jusqu'à ce que la vinaigrette recouvre les pâtes. Ajouter les oignons verts, la coriandre et le poulet et bien mélanger. Sers immédiatement.

Apprécier!

Salade de pommes de terre traditionnelle

Ingrédients

10 pommes de terre

6 oeufs

2 dl de céleri haché

1 dl d'oignon haché

1 tasse de concombre mariné sucré

1/2 c. sel à l'ail

1/2 c. Sel de céleri

2 cuillères à soupe. moutarde préparée

Poivre noir moulu au goût

1/2 tasse de mayonnaise

Méthode

Cuire les pommes de terre dans une casserole d'eau bouillante salée jusqu'à ce qu'elles soient tendres mais pas pâteuses. Égoutter l'eau et éplucher les pommes de terre. Couper en bouchées. Faites bouillir les œufs durs, écalez-les et hachez-les. Mélanger délicatement tous les ingrédients dans un grand bol. Ne soyez pas trop brutal ou vous casserez les pommes de terre et les œufs. Servir frais.

Apprécier!

taboule

Ingrédients

4 tasses d'eau

2 tasses de quinoa

2 pincées de sel

1/2 tasse d'huile d'olive

1 C. de sel de mer

1/2 tasse de jus de citron

6 tomates, coupées en dés

2 concombres, coupés en dés

4 bottes d'oignons verts, coupés en dés

4 carottes, râpées

2 dl de persil frais haché

Méthode

Faire bouillir de l'eau dans une casserole. Ajouter une pincée de sel et le quinoa. Couvrir la casserole avec un couvercle et laisser mijoter le liquide pendant environ 15-20 minutes. Une fois cuit, retirer du feu et remuer à la fourchette pour refroidir plus rapidement. Pendant que le quinoa refroidit, placez le reste des ingrédients dans un grand bol. Ajouter le quinoa refroidi et bien mélanger. Sers immédiatement.

Apprécier!

Salade surgelée

Ingrédients

2 tasses de yaourt

2 dl de crème fraîche

1 tasse de macaronis cuits

2-3 piments, hachés

3 cuillères à soupe. coriandre hachée

3 cuillères à soupe. sucre

Sel au goût

Méthode

Mélanger tous les ingrédients dans un grand bol à mélanger et réfrigérer toute la nuit. Servir frais.

Apprécier!

Salade de fraises et feta

Ingrédients

1/2 tasse d'amandes tranchées

1 gousse d'ail, hachée finement

1/2 c. Mon cher

1/2 c. Moutarde de Dijon

2 cuillères à soupe. vinaigre de framboise

1 cuillère à soupe. vinaigre balsamique

1 cuillère à soupe. cassonade

1/2 tasse d'huile végétale

1/2 tête de laitue romaine, râpée

1 tasse de fraises fraîches, tranchées

1/2 dl de feta émiettée

Méthode

Faire griller les amandes dans une poêle à feu moyen. Mettre de côté.

Mélanger le miel, l'ail, la moutarde, les deux vinaigres, l'huile végétale et la cassonade dans un bol. Mélanger tous les ingrédients avec les amandes torréfiées dans un grand saladier. Arroser de vinaigrette juste avant de servir, bien mélanger et servir immédiatement.

Apprécier!

Salade de concombre rafraîchissante

Ingrédients

2 gros concombres, coupés en morceaux de ½ pouce

1 tasse de yaourt entier

2 cuillères à soupe. aneth finement haché

Sel au goût

Méthode

Fouetter le yaourt jusqu'à consistance lisse. Ajouter le concombre, l'aneth et le sel et bien mélanger. Réfrigérer une nuit et servir garni d'un peu d'aneth.

Apprécier!

salade colorée

Ingrédients

2 dl de grains de maïs bouillis

1 poivron vert, coupé en dés

1 poivron rouge, coupé en dés

1 poivron jaune, coupé en dés

2 tomates, évidées, coupées en dés

2 pommes de terre, bouillies, coupées en dés

1 dl de jus de citron

2 cuillères à soupe. poudre de mangue sèche

Sel au goût

2 cuillères à soupe. coriandre, hachée, pour garnir

Méthode

Mélanger tous les ingrédients sauf la coriandre dans un grand bol.

Assaisonnez comme vous le souhaitez. Réfrigérer toute la nuit. Garnir de coriandre juste avant de servir.

Apprécier!

Salade de pois chiches

Ingrédients

1 boîte (15 onces) de pois chiches, égouttés

1 concombre, coupé en deux sur la longueur et tranché

6 tomates cerises, coupées en deux

1/4 oignon rouge, haché

1 gousse d'ail, hachée finement

1/2 boîte de 15 onces d'olives noires, égouttées et hachées

1/2 once de fromage feta émietté

1/4 tasse de vinaigrette italienne

1/4 citron, pressé

1/4 c. sel à l'ail

1/4 c. poivre noir moulu

1 cuillère à soupe. crème pour le remplissage

Méthode

Mélanger tous les ingrédients dans un grand bol et laisser refroidir au moins 3 heures avant de servir.

Mélanger les haricots, le concombre, les tomates, l'oignon rouge, l'ail, les olives, le fromage, la vinaigrette, le jus de citron, le sel d'ail et le poivre.

Mélanger et réfrigérer 2 heures avant de servir. Servir frais. Servir nappé de crème.

Apprécier!

Salade épicée d'avocat et de concombre

Ingrédients

4 concombres moyens, coupés en dés

4 avocats, coupés en dés

1/2 tasse de coriandre fraîche hachée

2 gousses d'ail, hachées finement

1/4 tasse d'oignon vert tranché, facultatif

1/2 c. sel

poivre noir au goût

1/2 gros citron

2 citrons verts

Méthode

Mélanger tous les ingrédients sauf le jus de lime dans un grand bol à mélanger. Réfrigérer pendant au moins une heure. Verser le jus de citron vert sur la salade juste avant de servir et servir immédiatement.

Apprécier!

Salade de basilic, feta et tomates

Ingrédients

12 tomates romaines, italiennes, coupées en dés

2 petits concombres - pelés, coupés en quatre sur la longueur et hachés

6 oignons verts, hachés

1/2 tasse de feuilles de basilic frais, coupées en fines lanières

1/4 tasse et 2 c. huile d'olive

1/4 tasse de vinaigre balsamique

1/4 tasse et 2 c. fromage feta émietté

sel et poivre noir fraîchement moulu au goût

Méthode

Mélanger tous les ingrédients dans un grand saladier. Rectifier l'assaisonnement au goût et servir immédiatement.

Apprécier!

Salade de pâtes et épinards

Ingrédients

1/2 paquet de 12 oz de pâtes farfalle

5 grammes de bébés épinards, rincés et râpés

1 once de fromage feta émietté avec basilic et tomate

1/2 oignon rouge, haché

1/2 boîte de 15 onces d'olives noires, égouttées et hachées

1/2 tasse de vinaigrette italienne

2 gousses d'ail, hachées finement

1/2 citron, pressé

1/4 c. sel à l'ail

1/4 c. poivre noir moulu

Méthode

Préparez les pâtes selon les instructions du fabricant. Égoutter et tremper dans de l'eau froide. Égoutter à nouveau et placer dans un grand bol à mélanger. Ajouter les épinards, le fromage, les olives et l'oignon rouge. Dans un autre bol, mélanger la vinaigrette, le jus de citron, l'ail, le poivre et le sel d'ail. Fouetter jusqu'à ce qu'ils soient combinés. Verser sur la salade et servir aussitôt.

Apprécier!

Orzo basilic et tomates séchées

Ingrédients

1 tasse de pâtes orzo non cuites

1/4 tasse de feuilles de basilic frais hachées

2 cuillères à soupe. et 2 c. tomates séchées au soleil dans l'huile, hachées

1 cuillère à soupe. huile d'olive

1/4 tasse et 2 c. Parmesan râpé

1/4 c. sel

1/4 c. poivre noir moulu

Méthode

Préparez les pâtes selon les instructions du fabricant. Égoutter et tremper dans de l'eau froide. Égoutter à nouveau et réserver. Ajouter les tomates séchées au soleil et le basilic dans un robot culinaire et mélanger pour obtenir une pâte lisse. Combiner tous les ingrédients dans un grand bol et bien mélanger. Assaisonnez comme vous le souhaitez. Cette salade peut être servie à température ambiante ou froide.

Apprécier!

Salade crémeuse au poulet

Ingrédients

2 dl de mayonnaise

2 cuillères à soupe. sucre, ou plus selon la douceur de la mayonnaise

2 cuillères à soupe. poivre

1 poitrine de poulet, désossée et sans peau

1 pincée d'ail en poudre

1 pincée de poudre d'oignon

1 cuillère à soupe. coriandre hachée

Sel au goût

Méthode

Faire revenir la poitrine de poulet dans la poêle jusqu'à ce qu'elle soit bien cuite. Laisser refroidir et couper en bouchées. Combiner tous les ingrédients dans un grand bol et bien mélanger. Assaisonner au goût et servir frais.

Apprécier!

Défi rafraîchissant au gramme vert et au yogourt

Ingrédients

2 tasses de gramme vert

1 tasse de yaourt épais

1 c. de piment en poudre

2 cuillères à soupe. sucre

Sel au goût

Méthode

Faire bouillir une casserole d'eau et ajouter une pincée de sel et le gramme vert. Cuire jusqu'à ce qu'il soit presque cuit et égoutter. Rincer sous l'eau froide et réserver. Fouetter le yaourt jusqu'à consistance lisse. Ajouter la poudre de chili, le sucre et le sel et bien mélanger. Refroidissez le yaourt au réfrigérateur pendant quelques heures. Juste avant de servir, déposer le gramme vert sur un plat de service et servir garni de yogourt préparé. Sers immédiatement.

Apprécier!

Salade d'avocat et de roquette garnie de fromage feta émietté

Ingrédients

1 avocat mûr, lavé

Une poignée de pales de fusée

1 pamplemousse rose, épépiné

3 cuillères à soupe. vinaigre balsamique

4 c. huile d'olive

1 c. de moutarde

½ tasse de fromage feta, émietté

Méthode

Retirez la partie charnue de l'avocat et placez-le dans un bol. Ajouter le vinaigre balsamique et l'huile d'olive et fouetter jusqu'à consistance lisse. Ajouter le reste des ingrédients sauf la feta et bien mélanger. Servir garni de fromage feta émietté.

Apprécier!

Salade de pois chiches germés

Ingrédients

1 tasse de pousses vertes

1/4 tasse de concombre épépiné et coupé en dés

1/4 tasse de tomates épépinées et hachées

2 cuillères à soupe. et 2 c. oignon vert haché

1 cuillère à soupe. coriandre fraîche hachée

1/4 tasse de radis tranchés finement, facultatif

1-1/2 c. huile d'olive

1 cuillère à soupe. jus de citron

1-1/2 c. vinaigre de vin blanc

3/4 c. origan séché

1/4 c. Poudre d'ail

3/4 c. poudre de curry

1/4 c. moutarde sèche

1/2 pincée sel et poivre au goût

Méthode

Mélanger tous les ingrédients dans un grand bol et remuer jusqu'à ce que tous les ingrédients soient enrobés d'huile. Placer au réfrigérateur quelques heures avant de servir.

Apprécier!

Salade de pois chiches santé

Ingrédients

2-1/4 livres de pois chiches, égouttés

1/4 tasse d'oignon rouge, haché

4 gousses d'ail, hachées finement

2 tomates, hachées

1 dl de persil haché

1/4 tasse et 2 c. huile d'olive

2 cuillères à soupe. jus de citron

sel et poivre au goût

Méthode

Combiner tous les ingrédients dans un grand bol et bien mélanger.

Réfrigérer toute la nuit. Servir frais.

Apprécier!

Salade de bacon et de pois avec vinaigrette ranch

Ingrédients

8 tranches de bacon

8 tasses d'eau

2 paquets de 16 onces de pois verts surgelés

2/3 tasse d'oignon haché

1 tasse de vinaigrette ranch

1 dl de cheddar râpé

Méthode

Faire dorer le bacon dans une grande poêle à feu vif. Égouttez la graisse et émiettez le bacon et réservez. Faire bouillir l'eau dans une grande casserole et ajouter les petits pois. Faire bouillir les pois pendant une minute et égoutter. Tremper dans de l'eau froide et égoutter à nouveau. Dans un grand bol, mélanger le bacon émietté, les pois cuits, l'oignon, le cheddar et la vinaigrette Ranch. Bien mélanger et refroidir. Servir frais.

Apprécier!

Salade d'asperges croustillantes

Ingrédients

1-1/2 c. vinaigre de riz

1/2 c. Vinaigre de vin rouge

1/2 c. Sauce soja

1/2 c. sucre blanc

1/2 c. Moutarde de Dijon

1 cuillère à soupe. huile d'arachide

1-1/2 c. huile de sésame

3/4 livre d'asperges fraîches, parées et coupées en morceaux de 2 pouces

1-1/2 c. graines de sésame

Méthode

Ajouter le vinaigre de riz, le vinaigre de riz, le sucre, la sauce soja et la moutarde dans un petit bol. Verser lentement les huiles en fouettant constamment pour émulsionner les liquides ensemble. Remplissez une casserole d'eau et ajoutez une pincée de sel. Cuisiner. Ajouter les asperges à l'eau et cuire pendant 5 minutes ou jusqu'à ce qu'elles soient tendres mais pas pâteuses. Égoutter et tremper dans de l'eau froide. Égoutter à nouveau et placer dans un grand bol. Verser la vinaigrette préparée sur les asperges et mélanger jusqu'à ce que la vinaigrette recouvre les asperges. Garnir de quelques graines de sésame et servir aussitôt.

Apprécier!

Délicieuse salade de poulet

Ingrédients

2 cuillères à soupe. bouillon de poulet sans gras ni sodium

1 cuillère à soupe. vinaigre de vin de riz

1/2 c. sauce de poisson thaï

1/2 c. sauce soya faible en sodium

1/2 c. ail finement haché

1 c. de sucre

1/2 livre de filets de poitrine de poulet, sans peau, désossés, coupés en bouchées

1/2 c. huile d'arachide

2 dl de salade verte

2 cuillères à soupe. basilic frais, haché

2 cuillères à soupe. oignon rouge, tranché finement

1 cuillère à soupe. cacahuètes grillées à sec non salées finement hachées

Quartiers de citron vert, facultatif

Méthode

Dans un bol moyen, mélanger le bouillon de poulet, le vinaigre de vin de riz, la sauce de poisson thaïlandaise, la sauce soya faible en sodium, l'ail et le sucre. Mettez les morceaux de poulet dans cette marinade et recouvrez le poulet avec le mélange et laissez reposer quelques minutes. Ajouter l'huile dans une grande poêle et chauffer à feu moyen. Retirer les morceaux de poulet de la marinade et cuire dans la poêle chauffée pendant environ 4-5 minutes ou jusqu'à ce qu'ils soient bien cuits. Verser la marinade et cuire à feu doux jusqu'à ce que la sauce épaississe. Retirer du feu. Mélanger les légumes, le basilic et le poulet dans un grand bol et bien mélanger jusqu'à ce qu'ils soient enrobés. Servir la salade garnie d'oignons et de cacahuètes avec des quartiers de citron sur le côté.

Apprécier!

Salade saine de légumes et de nouilles soba

Ingrédients

2 paquets de 8 onces de nouilles soba

2 ½ tasses de soja vert surgelé

1 ½ dl de carottes finement hachées

2/3 tasse d'oignons verts, tranchés

4 c. coriandre fraîche, hachée

3 cuillères à soupe. Piment Serrano, haché

2 livres de crevettes décortiquées et déveinées

1/2 c. sel

1/2 c. poivre noir

Aérosol de cuisson

2 cuillères à soupe. jus d'orange fraîchement pressé

2 cuillères à soupe. jus de citron vert frais

1 cuillère à soupe. sauce soya faible en sodium

1 cuillère à soupe. huile de sésame noir

1 cuillère à soupe. huile d'olive

Méthode

Faites bouillir une casserole d'eau et faites-y cuire les nouilles jusqu'à ce qu'elles soient presque cuites. Cuire les graines de soja dans une poêle pendant 1 minute ou jusqu'à ce qu'elles soient très chaudes. Retirer de la poêle et égoutter. Mélanger les nouilles avec les carottes, les oignons, la coriandre et le piment. Vaporiser une grande poêle avec un peu d'enduit à cuisson et chauffer à feu moyen. Mélanger les crevettes avec du sel et du poivre. Placer les crevettes dans la poêle et cuire jusqu'à ce qu'elles soient bien cuites. Ajouter les crevettes au mélange de nouilles. Ajouter le jus d'orange et les autres ingrédients dans un petit bol et bien mélanger. Verser la vinaigrette sur le mélange de nouilles et bien mélanger jusqu'à ce qu'il soit enrobé.

Apprécier!

Salade de laitue et cresson avec une vinaigrette d'anchois

Ingrédients

Bandage:

1 tasse de yogourt sans gras

1/2 tasse de mayonnaise légère

4 c. persil plat frais haché

6 cuillères à soupe. oignon vert haché

2 cuillères à soupe. ciboulette fraîche hachée

6 cuillères à soupe. vinaigre de vin blanc

4 c. pâte d'anchois

2 cuillères à soupe. estragon frais haché

1/2 c. poivre noir fraichement moulu

1/4 c. sel

2 gousses d'ail, hachées finement

Salade:

16 tasses de laitue romaine râpée

2 tasses de cresson en purée

3 dl de blanc de poulet cuit haché

4 tomates, chacune coupée en 8 quartiers, environ 1 livre

4 gros œufs durs, chacun coupé en 4 quartiers

1 tasse d'avocat pelé en dés

1/2 tasse, 1 1/2 once de fromage bleu émietté

Méthode

Mettez tous les ingrédients nécessaires à la vinaigrette dans un robot culinaire et mixez jusqu'à l'obtention d'une pâte lisse. Refroidir. Mélanger tous les ingrédients de la salade dans un grand bol et bien mélanger. Verser sur la vinaigrette juste avant de servir.

Apprécier!

Salade jaune simple

Ingrédients

1 öre au maïs jaune

Un filet d'huile d'olive extra vierge

1 courge jaune fraîche

3 tomates raisins jaunes fraîches

3-4 feuilles de basilic frais

Une pincée de sel au goût

Poivre noir fraîchement moulu à saupoudrer

Méthode

Tout d'abord, coupez les grains de maïs. Trancher la courge jaune fraîche et les tomates raisins jaunes fraîches. Maintenant, prenez une poêle et versez un filet d'huile d'olive et faites revenir le maïs et la courge jusqu'à ce qu'ils soient tendres. Ajouter tous les ingrédients dans un bol et goûter. Mélangez et servez.

Apprécier!

Salade d'agrumes et de basilic

Ingrédients

Huile d'olive vierge extra

2 oranges, jus

1 jus de citron frais

1 zeste de citron

1 cuillère à soupe. Miel

Un trait de vinaigre de vin blanc

Pincée de sel

2-3 feuilles de basilic frais, hachées

Méthode

Prenez un grand saladier et ajoutez de l'huile d'olive extra vierge, du jus de citron et d'orange frais et mélangez bien. Ajoutez ensuite le zeste de citron, le miel, le vinaigre de vin blanc, les feuilles de basilic frais et saupoudrez de sel au goût. Bien mélanger pour mélanger. Placer ensuite au réfrigérateur pour refroidir et servir.

Apprécier!

Salade de bretzels simple

Ingrédients

1 paquet de bretzels

Sel à saupoudrer

2/3 tasse d'huile d'arachide

Vinaigrette à l'ail et aux fines herbes, vous pouvez utiliser la vinaigrette de votre choix, au goût

Méthode

Prenez un grand sac de mélange. Ajoutez maintenant les bretzels, l'huile d'arachide, la vinaigrette à l'ail et aux herbes ou une autre vinaigrette. Saupoudrer un peu de sel au goût. Maintenant, secouez bien le sac pour que les bretzels soient uniformément enrobés. Servez-le immédiatement.

Apprécier!

Salade de poulet de Cléopâtre

Ingrédients

1½ poitrines de poulet

2 cuillères à soupe. Huile d'olive vierge extra

1/4 c. flocons rouges broyés

4 gousses d'ail pressées

1/2 tasse de vin blanc sec

1/2 orange, jus

Une poignée de feuilles de persil hachées

Sodium grossier et poivre noir

Méthode

Faites chauffer un grand paquet antiadhésif sur la cuisinière. Ajouter l'huile d'olive extra vierge et faire chauffer. Ajouter le boost pressé, les gousses d'ail pressées et la poitrine de poulet. Faire frire les poitrines de poulet jusqu'à ce qu'elles soient dorées de tous les côtés, environ 5-6 minutes. Faire bouillir le liquide et cuire les filets pendant environ 3-4 minutes de plus, puis retirer la casserole du feu. Pressez le jus de lime fraîchement pressé sur la volaille et servez avec du persil et du sel au goût. Sers immédiatement.

Apprécier!

Salade thaï-vietnamienne

Ingrédients

3 laitues latines, hachées

2 tasses de pousses de légumes frais, n'importe quelle variété

1 tasse de daikon ou de radis rouges parfaitement tranchés

2 dl de petits pois

8 oignons verts, coupés en diagonale

½ concombre sans pépins, coupé en 1/2 dans le sens de la longueur

1 pinte de tomates raisins jaunes ou rouges

1 oignon rouge, coupé en quatre et très parfaitement tranché

1 sélection d'excellents résultats frais, parés

1 sélection de résultats de basilic frais, parés

2 paquets de 2 onces de noix tranchées, trouvés dans l'allée arrière

8 tranches de pain grillé aux amandes ou à l'anis, coupées en morceaux de 1 pouce

1/4 tasse de sauce soja noire tamari

2 cuillères à soupe. huile végétale

4 à 8 fines escalopes de poulet selon la taille

Sel et poivre noir fraîchement moulu

1 livre de mahi mahi

1 citron vert mûr

Méthode

Mélanger tous les ingrédients dans un grand bol et servir frais.

Apprécier!

Salade Cobb de Noël

Ingrédients

Spray de préparation alimentaire antiadhésif

2 cuillères à soupe. sirop de noix

2 cuillères à soupe. cassonade

2 cuillères à soupe. Cidre

1 lb de farine de jambon, entièrement préparée, gros cubes

½ lb de grains de rosette, cuits

3 cuillères à soupe. belles tranches de cornichons

Salade Bibb

½ tasse d'oignon rouge tranché

1 dl de Gouda finement haché

3 cuillères à soupe. feuilles de persil frais tranchées

Vinaigrette, la formule suit

Haricots biologiques marinés :

1 lb de petits pois, ratatinés, coupés en trois

1 C. d'ail émincé

1 c. de flocons rouges

2 cuillères à soupe. Huile d'olive vierge extra

1 C. de vinaigre blanc

Pincée de sel

Poivre noir

Méthode

Préchauffer le four à 350 degrés F. Appliquer un aérosol de cuisson antiadhésif sur le plat de cuisson. Mélanger le sirop de noix, le glucose brun et le cidre de pomme dans un bol moyen. Ajouter le jambon et bien mélanger. Placer le mélange de jambon sur la plaque à pâtisserie et cuire jusqu'à ce que le tout soit bien chaud et que le jambon soit doré, environ 20 à 25 minutes. Retirer du four et réserver.

Ajouter les flocons, les cornichons et le persil au bol de vinaigrette et remuer. Dresser un grand plat de service avec la laitue Bibb et ajouter le maïs. Placer l'oignon rouge, le gouda, les pois marinés et le jambon fini en rangées sur le dessus du grain. Servir.

Apprécier!

Salade de pommes de terre vertes

Ingrédients

7 à 8 oignons verts, nettoyés, séchés et coupés en morceaux, parties vertes et blanches

1 petite sélection de ciboulette, tranchée

1 C. Sel casher

Poivre blanc fraîchement moulu

2 cuillères à soupe. l'eau

8 cuillères à soupe. Huile d'olive vierge extra

2 céleri bliss rouge de poids corporel, lavés

3 feuilles de laurier

6 cuillères à soupe. vinaigre noir

2 échalotes, pelées, coupées en quatre sur la longueur, tranchées finement

2 cuillères à soupe. moutarde de Dijon crémeuse

1 cuillère à soupe. câpres tranchées

1 c. de liquide aux câpres

1 petit bouquet d'estragon, haché

Méthode

Mixez les échalotes et la ciboulette au blender. Assaisonner avec du sel au goût. Ajouter de l'eau et mélanger. Versez 5 cuillères à soupe. l'huile d'olive extra vierge à travers le haut du mélangeur à un rythme lent et mélanger jusqu'à consistance lisse. Cuire le céleri dans une casserole d'eau et réduire le feu pour laisser mijoter. Assaisonner l'eau avec une pointe de sel et ajouter les feuilles de laurier. Laisser mijoter le céleri jusqu'à ce qu'il soit tendre lorsqu'on le perce du bout d'une feuille, env. 20 minutes.

Mélanger le vinaigre noir, les échalotes, la moutarde, les câpres et l'estragon dans un bol assez grand pour contenir le céleri. Incorporer le reste de l'huile d'olive extra vierge. Égouttez le céleri et jetez les feuilles de laurier.

Mettez le céleri dans le moule et écrasez-le délicatement avec les dents d'une fourchette. Assaisonnez doucement avec du boost et du sodium et mélangez bien. Terminez en ajoutant le mélange d'oignons verts et d'huile d'olive extra vierge. Bien mélanger. Garder au chaud à 70 degrés jusqu'au moment de servir.

Apprécier!

Salade de maïs brûlé

Ingrédients

3 épis de maïs doux

1/2 tasse d'oignon tranché

1/2 tasse de paprika tranché

1/2 tasse de tomates tranchées

Sel au goût

Pour la vinaigrette

2 cuillères à soupe. Huile d'olive

2 cuillères à soupe. Jus de citron

2 cuillères à soupe. Poudre de chili

Méthode

Les épis de maïs doivent être frits à feu moyen jusqu'à ce qu'ils soient légèrement carbonisés. Après la torréfaction, retirez les noyaux des épis avec un couteau. Maintenant, prenez un bol et mélangez les céréales, les oignons hachés, les poivrons et les tomates avec du sel et gardez le bol de côté. Préparez maintenant la vinaigrette pour la salade en mélangeant l'huile d'olive, le jus de citron et la poudre de chili et mettez-la au frais. Avant de servir, verser la vinaigrette sur la salade et servir.

Apprécier!

Salade de chou et raisin

Ingrédients

2 choux, râpés

2 tasses de raisins verts coupés en deux

1/2 tasse de coriandre finement hachée

2 piments verts, hachés

Huile d'olive

2 cuillères à soupe. Jus de citron

2 cuillères à soupe. Mélisse

Sel et poivre au goût

Méthode

Pour préparer la vinaigrette, prenez l'huile d'olive, le jus de citron avec le sucre, le sel et le poivre dans un bol et mélangez bien, puis réfrigérez. Maintenant, prenez le reste des ingrédients dans un autre bol, mélangez bien et réservez de côté. Avant de servir la salade, ajouter la vinaigrette refroidie et mélanger délicatement.

Apprécier!

salade d'agrumes

Ingrédients

1 tasse de pâtes de blé entier, cuites

1/2 tasse de paprika tranché

1/2 tasse de carottes, blanchies et hachées

1 oignon vert, haché finement

1/2 tasse d'oranges, coupées en dés

1/2 tasse de quartiers de lime douce

1 tasse de germes de soja

1 tasse de fromage cottage, faible en gras

2-3 c. feuilles de menthe

1 C. Poudre de moutarde

2 cuillères à soupe. Sucre en poudre

Sel au goût

Méthode

Pour préparer la vinaigrette, ajouter le fromage blanc, les feuilles de menthe, la poudre de moutarde, le sucre et le sel dans un bol et bien mélanger jusqu'à ce que le sucre se dissolve. Mélanger le reste des ingrédients dans un autre bol et laisser reposer. Avant de servir, ajouter la vinaigrette à la salade et servir frais.

Apprécier!

Salade de fruits et salade

Ingrédients

2-3 feuilles de laitue, déchirées en morceaux

1 papaye, hachée

½ tasse de raisins

2 oranges

½ tasse de fraises

1 pastèque

2 cuillères à soupe. Jus de citron

1 cuillère à soupe. Mon cher

1 C. flocons de piment rouge

Méthode

Prenez le jus de citron, le miel et les flocons de piment dans un bol et mélangez bien et réservez. Maintenant, prenez le reste des ingrédients dans un autre bol et mélangez bien. Avant de servir, ajouter la vinaigrette à la salade et servir immédiatement.

Apprécier!

Salade de pommes et laitue

Ingrédients

1/2 tasse de purée de melon brodé

1 C. Graines de cumin, grillées

1 C. Coriandre

Sel et poivre au goût

2-3 laitues, déchirées en morceaux

1 chou, râpé

1 carotte, râpée

1 poivron, coupé en dés

2 cuillères à soupe. Jus de citron

½ tasse de raisins, hachés

2 pommes, hachées

2 oignons verts, hachés

Méthode

Placer les germes, la laitue, les carottes râpées et les poivrons dans une casserole et couvrir d'eau froide et porter à ébullition et cuire jusqu'à ce qu'ils soient tendres, cela peut prendre jusqu'à 30 minutes. Maintenant, videz-les et nouez-les dans un torchon et mettez-les au réfrigérateur. Maintenant, prenez les pommes avec du jus de citron dans un bol et laissez refroidir. Maintenant, prenez le reste des ingrédients dans un bol et mélangez-les correctement. Servir la salade immédiatement.

Apprécier!

Salade de haricots et poivrons

Ingrédients

1 tasse de haricots rouges, cuits

1 dl de pois chiches trempés et cuits

Huile d'olive

2 oignons, hachés

1 C. Coriandre, hachée

1 poivron

2 cuillères à soupe. Jus de citron

1 c. de piment en poudre

Sel

Méthode

Le piment doit être piqué à la fourchette, puis badigeonné d'huile puis frit à feu doux. Faites maintenant tremper les poivrons dans de l'eau froide, puis retirez la peau brûlée puis coupez-les en tranches. Mélanger le reste des ingrédients avec le paprika et bien mélanger. Avant de servir, laissez refroidir pendant une heure ou plus.

Apprécier!!

Salade de carottes et dattes

Ingrédients

1 ½ dl de carottes râpées

1 tête de laitue

2 cuillères à soupe. amandes, grillées et hachées

Vinaigrette miel et citron

Méthode

Mettez les carottes râpées dans une casserole d'eau froide et faites-les tremper environ 10 minutes, puis égouttez-les. Maintenant, la même chose doit être répétée avec la tête de laitue. Prenez maintenant les carottes et la salade avec les autres ingrédients dans un bol et laissez-les refroidir avant de servir. Servir la salade, saupoudrer d'amandes torréfiées et hachées.

Apprécier!!

Vinaigrette crémeuse au poivre

Ingrédients

2 dl de mayonnaise

1/2 tasse de lait

L'eau

2 cuillères à soupe. Vinaigre de cidre

2 cuillères à soupe. Jus de citron

2 cuillères à soupe. parmesan

Sel

Un trait de sauce piquante

Un trait de sauce Worcestershire

Méthode

Prenez un grand bol, rassemblez-y tous les ingrédients et mélangez-les bien pour ne pas trouver de grumeaux. Lorsque le mélange atteint la consistance crémeuse désirée, versez-le dans votre salade de fruits et légumes frais, et la salade avec vinaigrette est prête à servir. Cette vinaigrette au poivre crémeuse et acidulée se marie non seulement bien avec les salades, mais peut également être servie avec du poulet, des hamburgers et des sandwichs.

Apprécier!

Salade hawaienne

Ingrédients

Pour la vinaigrette à l'orange

Une cuillère. farine de maïs

Environ une tasse de courge orange

1/2 tasse de jus d'orange

Poudre de cannelle

Pour la salade

5-6 feuilles de laitue

1 ananas, coupé en dés

2 bananes, coupées en morceaux

1 concombre, coupé en dés

2 tomates

2 oranges, coupées en dés

4 dattes noires

Sel au goût

Méthode

Pour préparer la vinaigrette, prenez un bol et mélangez la fécule de maïs dans le jus d'orange, puis ajoutez la courge orange dans le bol et faites cuire jusqu'à ce que la consistance de la vinaigrette épaississe. La poudre de cannelle et la poudre de piment doivent ensuite être ajoutées au bol, puis mises au réfrigérateur pendant quelques heures. Préparez ensuite la salade, prenez les feuilles de laitue dans un bol et couvrez-le d'eau pendant environ 15 minutes. Maintenant, mettez les tomates en tranches dans un bol avec des morceaux d'ananas, des tranches de pomme, de banane, de concombre et d'orange avec du sel au goût et mélangez bien. Ajoutez-la maintenant aux feuilles de salade, puis versez la vinaigrette refroidie sur la salade avant de servir.

Apprécier!!

Salade de maïs brûlé

Ingrédients

Un paquet d'épis de maïs doux

1/2 tasse d'oignon tranché

1/2 tasse de paprika tranché

1/2 tasse de tomates tranchées

Sel au goût

Pour la vinaigrette

Huile d'olive

Jus de citron

Poudre de chili

Méthode

Le maïs en épi doit être rôti à feu moyen jusqu'à ce qu'il soit légèrement carbonisé. Après la torréfaction, retirez les grains du maïs en épi avec un couteau. Maintenant, prenez un bol et mélangez les céréales, les oignons hachés, les poivrons et les tomates avec du sel et gardez le bol de côté. Préparez maintenant la vinaigrette pour la salade en mélangeant l'huile d'olive, le jus de citron et la poudre de chili et mettez-la au frais. Avant de servir, verser la vinaigrette sur la salade et servir.

Apprécier!

Salade de chou et raisin

Ingrédients

1 tête de chou, râpée

Environ 2 dl de raisins verts coupés en deux

1/2 tasse de coriandre finement hachée

3 piments verts, hachés

Huile d'olive

Jus de citron, au goût

Sucre, au goût

Sel et poivre au goût

Méthode

Pour préparer la vinaigrette, prenez l'huile d'olive, le jus de citron avec le sucre, le sel et le poivre dans un bol et mélangez bien, puis réfrigérez. Maintenant, prenez le reste des ingrédients dans un autre bol et gardez-le de côté. Avant de servir la salade, ajouter la vinaigrette refroidie et mélanger délicatement.

Apprécier!!

salade d'agrumes

Ingrédients

Environ une tasse de pâtes de blé entier, cuites

1/2 tasse de paprika tranché

1/2 tasse de carottes, blanchies et hachées

Oignons verts. Déchiqueté

1/2 tasse d'oranges, coupées en dés

1/2 tasse de quartiers de lime douce

Une tasse de germes de soja

Environ une tasse de fromage cottage, faible en gras

2-3 c. feuilles de menthe

Poudre de moutarde, au goût

Sucre en poudre, au goût

Sel

Méthode

Pour préparer la vinaigrette, ajouter le lait caillé, les feuilles de menthe, la poudre de moutarde, le sucre et le sel dans un bol et bien mélanger. Mélangez maintenant le reste des ingrédients dans un autre bol et laissez reposer. Avant de servir, ajouter la vinaigrette à la salade et servir frais.

Apprécier!!

Salade de fruits et salade

Ingrédients

4 feuilles de laitue, déchirées en morceaux

1 papaye, hachée

1 tasse de raisins

2 oranges

1 tasse de fraises

1 pastèque

½ dl de jus de citron

1 C. Ma chérie

1 C. flocons de piment rouge

Méthode

Prenez le jus de citron, le miel et les flocons de piment dans un bol et mélangez bien et réservez. Maintenant, prenez le reste des ingrédients dans un autre bol et mélangez bien. Avant de servir, ajouter la vinaigrette à la salade.

Apprécier!

Salade de curry de poulet

Ingrédients

2 poitrines de poulet désossées et sans peau, cuites et coupées en deux

3 - 4 branches de céleri, hachées

1/2 tasse de mayonnaise, faible en gras

2-3 c. poudre de curry

Méthode

Prenez les poitrines de poulet cuites, désossées et sans peau avec les ingrédients restants, le céleri, la mayonnaise faible en gras, la poudre de curry dans des bols moyens et mélangez bien. Donc, cette recette délicieuse et simple est prête à servir. Cette salade peut être utilisée comme garniture de sandwich avec de la salade sur du pain.

Apprécier!!

Salade d'épinards aux fraises

Ingrédients

2 cuillères à soupe. graines de sésame

2 cuillères à soupe. graines de coquelicot

2 cuillères à soupe. sucre blanc

Huile d'olive

2 cuillères à soupe. Poivre

2 cuillères à soupe. vinaigre blanc

2 cuillères à soupe. sauce Worcestershire

Oignon haché

Épinards, rincés et déchirés en morceaux

Un litre de fraises coupées en morceaux

Moins d'une tasse d'amandes, blanchies et blanchies

Méthode

Prenez un bol moyen; mélanger les graines de pavot, les graines de sésame, le sucre, l'huile d'olive, le vinaigre et le paprika avec la sauce Worcestershire et l'oignon. Bien mélanger et couvrir, puis congeler pendant au moins une heure. Prenez un autre bol et mélangez les épinards, les fraises et les amandes, puis versez le mélange d'herbes puis mettez la salade au frais avant de servir pendant au moins 15 minutes.

Apprécier!

Salade de chou sucrée au restaurant

Ingrédients

Un sac de 16 onces de mélange de salade de chou

1 oignon, coupé en dés

Moins d'une tasse de vinaigrette crémeuse

Huile végétale

1/2 tasse de sucre blanc

Sel

graines de coquelicot

vinaigre blanc

Méthode

Prenez un grand bol; mélanger le mélange pour salade de chou et l'oignon ensemble. Maintenant, prenez un autre bol et mélangez la vinaigrette, l'huile végétale, le vinaigre, le sucre, le sel et les graines de pavot. Après les avoir bien mélangés, ajouter le mélange au mélange de courgettes et bien enrober. Avant de servir la délicieuse salade, réfrigérez pendant au moins une heure ou deux.

Apprécier!

Salade de macaronis classique

Ingrédients

4 dl de macarons coudés, non cuits

1 tasse de mayonnaise

Moins d'une tasse de vinaigre blanc distillé

1 tasse de sucre blanc

1 c. de moutarde jaune

Sel

Poivre noir, moulu

Un gros oignon finement haché

Environ une tasse de carottes râpées

2-3 branches de céleri

2 piments chili, hachés

Méthode

Prenez une grande casserole et mettez-y de l'eau salée et faites-la bouillir, ajoutez les macaronis et faites-les bouillir et laissez-les refroidir pendant environ 10 minutes, puis laissez-les égoutter. Maintenant, prenez un grand bol et ajoutez le vinaigre, la mayonnaise, le sucre, le vinaigre, la moutarde, le sel et le poivre et mélangez bien. Une fois mélangé, ajouter le céleri, le poivron vert, le piment, les carottes et les macaronis et bien mélanger à nouveau. Une fois tous les ingrédients bien mélangés, laissez au réfrigérateur pendant au moins 4-5 heures avant de servir la délicieuse salade.

Apprécier!

Salade de poires au Roquefort

Ingrédients

Laitue, déchirée en morceaux

Environ 3-4 poires, pelées et hachées

Une boîte de Roquefort râpé ou émietté

Oignon vert, tranché

Environ une tasse de sucre blanc

1/2 boîte de noix de pécan

Huile d'olive

2 cuillères à soupe. Vinaigre de vin rouge

Moutarde, au goût

Une gousse d'ail

Sel et poivre noir, au goût

Méthode

Prenez une casserole et chauffez l'huile à feu moyen, puis mélangez le sucre avec les noix de pécan et continuez à remuer jusqu'à ce que le sucre ait fondu et que les noix de pécan soient caramélisées, puis laissez refroidir. Maintenant, prenez un autre bol et ajoutez l'huile, le vinaigre, le sucre, la moutarde, l'ail, le sel et le poivre noir et mélangez bien. Mélangez maintenant la laitue, la poire et le fromage bleu, l'avocat et les oignons verts dans un bol, ajoutez le mélange de vinaigrette, puis saupoudrez de noix de pécan caramélisées et servez.

Apprécier!!

La salade de thon de Barbie

Ingrédients

Une boîte de thon germon

½ tasse de mayonnaise

Une cuillère. fromage au parmesan

Cornichon sucré, au goût

Flocons d'oignon, au goût

Curry en poudre, au goût

Persil séché, au goût

Aneth séché, au goût

Poudre d'ail, au goût

Méthode

Prenez un bol et ajoutez tous les ingrédients et mélangez bien. Avant de servir, laissez-les refroidir pendant une heure.

Apprécier!!

Salade de poulet en vacances

Ingrédients

1 livre de poulet, cuit

Une tasse de mayonnaise

A C. paprika

Environ deux tasses de canneberges séchées

2 oignons verts, hachés finement

2 poivrons verts, hachés

1 tasse de pacanes, hachées

Sel et poivre noir, au goût

Méthode

Prenez un bol moyen, mélangez la mayonnaise, le paprika et goûtez et salez si nécessaire. Maintenant, prenez les canneberges, le céleri, le paprika, l'oignon et les noix et mélangez bien. Maintenant, ajoutez le poulet cuit, puis mélangez bien à nouveau. Assaisonnez-les à votre goût et ajoutez du poivre noir moulu si nécessaire. Avant de servir, laissez refroidir au moins une heure.

Apprécier!!

Salade mexicaine de haricots

Ingrédients

Une boîte de haricots noirs

Une boîte de haricots rouges

Une boîte de haricots cannellini

2 poivrons verts, hachés

2 poivrons rouges

Un paquet de grains de maïs congelés

1 oignon rouge, haché finement

Huile d'olive

1 cuillère à soupe. Vinaigre de vin rouge

½ dl de jus de citron

Sel

1 ail, écrasé

1 cuillère à soupe. Coriandre

1 C. Cumin moulu

Poivre noir

1 C. Sauce Poivre

1 c. de piment en poudre

Méthode

Prenez un bol et mélangez les haricots, le paprika, le maïs surgelé et l'oignon rouge. Maintenant, prenez un autre petit bol, mélangez l'huile, le vinaigre de vin rouge, le jus de citron, la coriandre, le cumin, le poivre noir, goûtez et ajoutez la sauce piquante avec la poudre de chili. Verser le mélange de vinaigrette et bien mélanger. Avant de servir, laissez-les refroidir pendant environ une heure ou deux.

Apprécier!!

Salade de pâtes ranch au bacon

Ingrédients

Une boîte de pâtes rotini tricolores non cuites

9-10 tranches de bacon

Une tasse de mayonnaise

Mélange de vinaigrette

1 C. Poudre d'ail

1 C. Ail Poivre

1/2 tasse de lait

1 tomate, hachée

Une boîte d'olives noires

Une tasse de fromage cheddar, râpé

Méthode

Versez de l'eau salée dans une casserole et portez à ébullition. Faites-y cuire les pâtes jusqu'à ce qu'elles ramollissent pendant environ 8 minutes. Maintenant, prenez une poêle et faites chauffer l'huile dans une poêle et faites-y revenir les morceaux de bacon. Une fois cuit, égoutter et hacher. Prenez un autre bol et ajoutez le reste des ingrédients, garnissez de pâtes et de bacon. Servir bien mélangé.

Apprécier!!

Salade de pommes de terre à la peau rouge

Ingrédients

4 pommes de terre nouvelles rouges, nettoyées et lavées

2 oeufs

Un demi-kilo de bacon

Oignon, haché finement

Une branche de céleri, hachée

Environ 2 dl de mayonnaise

Sel et poivre au goût

Méthode

Versez de l'eau salée dans une casserole et portez à ébullition, puis ajoutez les pommes de terre nouvelles dans la casserole et faites cuire environ 15 minutes, jusqu'à ce qu'elles soient tendres. Puis égouttez les pommes de terre et laissez-les refroidir. Maintenant, prenez les œufs dans une casserole et couvrez-les d'eau froide, puis portez l'eau à ébullition, puis retirez la casserole du feu et mettez de côté. Cuire maintenant les morceaux de bacon, égoutter et réserver. Maintenant, ajoutez les ingrédients avec les pommes de terre et le bacon et mélangez bien. Refroidissez-le et servez.

Apprécier!!

Salade de haricots noirs et couscous

Ingrédients

Une tasse de couscous, non cuit

Environ deux tasses de bouillon de poulet

Huile d'olive

2-3 c. Jus de citron vert

2-3 c. Vinaigre de vin rouge

Cumin

2 oignons verts, hachés

1 poivron rouge, haché

Coriandre, fraîchement hachée

Une tasse de grains de maïs surgelés

Deux boîtes de haricots noirs

Sel et poivre au goût

Méthode

Faire bouillir le bouillon de poulet, remuer le couscous et le faire cuire à la poêle et réserver. Mélangez maintenant l'huile d'olive, le jus de citron vert, le vinaigre et le cumin, puis ajoutez les oignons, les poivrons, la coriandre, le maïs, les haricots et le persil. Mélangez maintenant tous les ingrédients ensemble et laissez refroidir quelques heures avant de servir.

Apprécier!!

Salade de poulet grecque

Ingrédients

2 dl de viande de poulet cuite

1/2 tasse de carottes, tranchées

1/2 tasse de concombre

Environ une tasse d'olives noires, hachées

Environ une tasse de fromage feta, râpé ou émietté

vinaigrette italienne

Méthode

Prenez un grand bol, prenez le poulet cuit, les carottes, le concombre, les olives et le fromage et mélangez bien. Ajoutez maintenant le mélange de vinaigrette et mélangez bien à nouveau. Refroidissez maintenant le bol, couvrez-le. Servir frais.

Apprécier!!

Belle salade de poulet

Ingrédients

½ tasse de mayonnaise

2 cuillères à soupe. Vinaigre de cidre

1 ail, haché finement

1 C. Aneth frais, haché finement

Une livre de poitrines de poulet cuites sans peau et désossées

½ tasse de fromage feta, râpé

1 poivron rouge

Méthode

La mayonnaise, le vinaigre, l'ail et l'aneth doivent être bien mélangés et laissés au réfrigérateur pendant au moins 6 à 7 heures ou toute la nuit. Maintenant, mélangez le poulet, les poivrons et le fromage avec, puis réfrigérez pendant quelques heures, puis servez la recette de salade saine et délicieuse.

Apprécier!!

Salade fruitée au curry de poulet

Ingrédients

4-5 poitrines de poulet, cuites

Une branche de céleri, hachée

Oignon vert

Environ une tasse de raisins secs dorés

Pomme, pelée et tranchée

Noix de pécan, grillées

Raisins verts, épépinés et coupés en deux

poudre de curry

Une tasse de mayonnaise faible en gras

Méthode

Prenez un grand bol et prenez tous les ingrédients comme le céleri, l'oignon, les raisins secs, les pommes tranchées, les pacanes grillées, les raisins verts sans pépins avec de la poudre de curry et de la mayonnaise et mélangez bien. Lorsqu'ils sont bien combinés les uns avec les autres, laissez-les reposer quelques minutes puis servez la délicieuse et saine salade de poulet.

Apprécier!!

Fantastique salade de poulet au curry

Ingrédients

Environ 4 à 5 poitrines de poulet désossées et sans peau, coupées en deux

Une tasse de mayonnaise

Environ une tasse de chutney

Une poudre de curry C.

Environ 1 c. de poivre

Noix de pécan, environ une tasse, hachées

1 dl de raisins, épépinés et coupés en deux

1/2 tasse d'oignon, haché finement

Méthode

Prenez une grande marmite, faites-y revenir les poitrines de poulet environ 10 minutes et déchirez-les en morceaux à la fourchette lorsqu'elles sont cuites. Puis égouttez-les et laissez refroidir. Maintenant, prenez un autre bol et ajoutez la mayonnaise, le chutney, le curry et le poivre, puis mélangez. Mélangez ensuite les poitrines de poulet cuites et déchiquetées dans le mélange, puis ajoutez les pacanes, le curry et le poivre. Avant de servir, réfrigérez la salade pendant quelques heures. Cette salade est un choix parfait pour les hamburgers et les sandwichs.

Apprécier!

Salade de carottes épicée

Ingrédients

2 carottes, hachées

1 ail, haché finement

Environ une tasse d'eau 2-3 c. Jus de citron

Huile d'olive

Sel au goût

Poivre à goûter

flocons de piment rouge

Persil, frais et haché

Méthode

Mettez les carottes au micro-ondes et faites-les cuire quelques minutes avec l'ail finement haché et l'eau. Sortez-le du micro-ondes lorsque la carotte est cuite et tendre. Puis égouttez les carottes et mettez-les de côté. Ajoutez maintenant le jus de citron, l'huile d'olive, les flocons de piment, le sel et le persil au bol de carottes et mélangez bien. Laisser refroidir quelques heures et la délicieuse salade épicée est prête à servir.

Apprécier!!

Salade de pommes à l'asiatique

Ingrédients

2-3 c. Vinaigre de riz 2-3 c. Jus de citron vert

Sel au goût

Sucre

1 C. de sauce de poisson

1 jicama en julienne

1 pomme, hachée

2 oignons verts, hachés finement

menthe

Méthode

Le vinaigre de riz, le sel, le sucre, le jus de citron vert et la sauce de poisson doivent être bien mélangés dans un bol moyen. Une fois mélangé, ajouter les jicamas en julienne aux pommes hachées dans le bol et bien mélanger. Ajouter ensuite les échalotes et la menthe et mélanger. Avant de servir la salade avec le sandwich ou le burger, laissez-la refroidir un moment.

Apprécier!!

Salade de courge et orzo

Ingrédients

1 courgette

2 oignons verts, hachés

1 courge jaune

Huile d'olive

Une boîte d'orzo cuit

aneth

Persil

½ tasse de fromage de chèvre, râpé

Poivre et sel, au goût

Méthode

Les courgettes, les oignons verts hachés et la courge jaune doivent être frits dans l'huile d'olive à feu moyen. Ceux-ci doivent être bouillis pendant quelques minutes jusqu'à ce qu'ils soient tendres. Maintenant, transférez-les dans un bol et versez l'orzo cuit dans le bol, avec le persil, le fromage de chèvre râpé, l'aneth, le sel et le poivre, puis mélangez à nouveau. Avant de servir le plat, laissez la salade refroidir pendant quelques heures.

Apprécier!!

Salade de cresson aux fruits

Ingrédients

1 pastèque, coupée en dés

2 pêches, coupées en quartiers

1 botte de cresson

Huile d'olive

½ dl de jus de citron

Sel au goût

Poivre à goûter

Méthode

Mélanger les cubes de melon d'eau et les quartiers de pêche avec le cresson dans un bol moyen, puis arroser d'huile d'olive avec le jus de citron vert. Ensuite, assaisonnez-les au goût et ajoutez du sel et du poivre au goût. Lorsque tous les ingrédients sont légèrement et soigneusement mélangés, conservez-les de côté ou conservez-les au réfrigérateur pendant quelques heures, puis la délicieuse salade de fruits saine est prête à être servie.

Apprécier!!

salade César

Ingrédients

3 gousses d'ail, hachées finement

3 anchois

½ dl de jus de citron

1 tasse de sauce Worcestershire

Huile d'olive

Un jaune d'oeuf

1 tête romaine

½ tasse de parmesan, râpé

Croûtons

Méthode

Les gousses d'ail hachées avec les anchois et le jus de citron doivent être écrasées, puis la sauce Worcestershire doit être ajoutée avec le sel, le poivre et le jaune d'œuf, puis mélanger à nouveau jusqu'à consistance lisse. Ce mélange doit être fait à l'aide d'un mélangeur sur un réglage lent, maintenant l'huile d'olive doit être ajoutée lentement et progressivement avec elle, puis le roman doit y être jeté. Ensuite, le mélange doit être mis de côté pendant un certain temps. Servir la salade avec une garniture de parmesan et de croûtons.

Apprécier!!

Salade de poulet à la mangue

Ingrédients

2 poitrines de poulet, désossées, coupées en morceaux

Mesclun vert

2 mangues en dés

¼ tasse de jus de citron

1 C. Gingembre, râpé

2 cuillères à soupe. Mon cher

Huile d'olive

Méthode

Fouetter le jus de citron et le miel dans un bol, puis ajouter le gingembre râpé et l'huile d'olive. Après avoir bien mélangé les ingrédients dans le bol, gardez-le de côté. Ensuite, le poulet doit être grillé, puis laissé refroidir et après refroidissement, déchirer le poulet en cubes conviviaux. Sortez ensuite le poulet du bol et mélangez-le bien avec les légumes et la mangue. Après avoir bien mélangé tous les ingrédients, laissez refroidir puis servez la salade délicieuse et intéressante.

Apprécier!!

Salade d'oranges à la mozzarella

Ingrédients

2-3 oranges, tranchées

Mozzarella

Feuilles de basilic frais, déchirées en morceaux

Huile d'olive

Sel au goût

Poivre à goûter

Méthode

Mélangez la mozzarella et les tranches d'orange avec les feuilles de basilic frais râpées. Après les avoir bien mélangés, verser un filet d'huile d'olive sur le mélange et assaisonner au goût. Ensuite, si nécessaire, salez et poivrez selon votre goût. Avant de servir la salade, laissez-la froide pendant quelques heures car cela donne à la salade les bonnes saveurs.

Apprécier!!

Salade aux trois haricots

Ingrédients

1/2 tasse de vinaigre de cidre

Environ une tasse de sucre

Une tasse d'huile végétale

Sel au goût

½ tasse de haricots verts

½ tasse de haricots jaunes

½ tasse de haricots rouges

2 oignons rouges, hachés finement

Sel et poivre au goût

feuille de persil

Méthode

Le vinaigre de cidre de pomme avec de l'huile végétale, du sucre et du sel doit être pris dans une casserole et porté à ébullition, puis ajouter les haricots avec l'oignon rouge émincé et les faire mariner pendant au moins une heure. Au bout d'une heure, assaisonner au goût, en ajoutant du sel et du poivre si nécessaire, puis servir avec du persil frais.

Apprécier!!

Salade de tofu au miso

Ingrédients

1 C. Gingembre, finement haché

3-4 c. miso

L'eau

1 cuillère à soupe. vinaigre de vin de riz

1 C. Sauce soja

1 C. Pâte de piment

1/2 tasse d'huile d'arachide

1 bébé épinard, haché

½ tasse de tofu, coupé en morceaux

Méthode

Le gingembre moulu doit être écrasé avec du miso, de l'eau, du vinaigre de riz, de la sauce soja et de la pâte de piment. Ensuite, ce mélange doit être mélangé avec une demi-tasse d'huile d'arachide. Une fois mélangé, ajouter le tofu coupé en dés et les épinards hachés. Refroidir et servir.

Apprécier!!

Salade de radis japonais

Ingrédients

1 pastèque, tranchée

1 radis, tranché

1 échalote

1 bouquet de jeunes pousses

Mirin

1 C. vinaigre de vin de riz

1 C. Sauce soja

1 C. Gingembre, râpé

Sel

huile de sésame

Huile végétale

Méthode

Prenez la pastèque, le radis avec l'oignon et les légumes verts dans un bol et gardez-les de côté. Maintenant, prenez un autre bol, ajoutez le mirin, le vinaigre, le sel, le gingembre râpé, la sauce soja avec l'huile de sésame et l'huile végétale et mélangez bien. Une fois que les ingrédients dans le bol sont bien mélangés, étalez ce mélange sur le bol de pastèques et de radis. Ainsi, la salade intéressante mais très savoureuse est prête à être servie.

Apprécier!!

Cobb du sud-ouest

Ingrédients

1 tasse de mayonnaise

1 tasse de babeurre

1 tasse de sauce Worcestershire piquante

1 C. Coriandre

3 oignons verts

1 cuillère à soupe. épluchure d'orange

1 ail, haché finement

1 tête romaine

1 avocat, coupé en dés

jicama

½ tasse de fromage fort, râpé ou émietté

2 oranges, coupées en dés

Sel au goût

Méthode

La mayonnaise et le babeurre doivent être écrasés avec de la sauce Worcestershire piquante, des oignons verts, du zeste d'orange, de la coriandre, de l'ail haché et du sel. Maintenant, prenez un autre bol et mélangez la romaine, l'avocat et les jicamas avec les oranges et le fromage râpé. Versez maintenant la purée de babeurre sur le bol d'oranges et gardez-la de côté, avant de servir, afin que la bonne saveur de la salade soit obtenue.

Apprécier!!

Pâtes Caprese

Ingrédients

1 paquet de fusilli

1 tasse de mozzarella, coupée en dés

2 tomates, évidées et hachées

Feuilles de basilic frais

¼ tasse de pignons de pin, grillés

1 ail, haché finement

Sel et poivre au goût

Méthode

Les fusilli doivent être cuits selon les instructions puis mis de côté au réfrigérateur. Une fois refroidi, mélanger avec la mozzarella, les tomates, les pignons de pin grillés, l'ail haché et les feuilles de basilic et assaisonner, en ajoutant du sel et du poivre, si nécessaire, au goût. Gardez tout le mélange de salade de côté pour le refroidir et servez-le avec des sandwichs ou des hamburgers ou n'importe lequel de vos repas.

Apprécier!!

Salade de truite fumée

Ingrédients

2 cuillères à soupe. Vinaigre de cidre

Huile d'olive

2 échalotes, hachées

1 C. de raifort

1 c. de moutarde de Dijon

1 C. Ma chérie

Sel et poivre au goût

1 boîte de truite fumée, émiettée

2 pommes, tranchées

2 betteraves, tranchées

Fusée

Méthode

Prenez un grand bol et mélangez la truite fumée émiettée avec les pommes en julienne, la betterave et la roquette et mettez le bol de côté. Maintenant, prenez un autre bol et mélangez le vinaigre de cidre, l'huile d'olive, le raifort, les échalotes hachées, le miel et la moutarde de Dijon, puis assaisonnez le mélange au goût et ajoutez du sel et du poivre si nécessaire, selon votre goût. Maintenant, prenez ce mélange et versez-le sur le bol de pommes et mélangez bien, puis servez la salade.

Apprécier!!

salade d'oeufs aux haricots

Ingrédients

1 tasse de haricots verts, blanchis

2 radis, tranchés

2 oeufs

Huile d'olive

Sel et poivre au goût

Méthode

Les œufs doivent d'abord être bouillis, puis mélangés avec des haricots verts blanchis, des radis tranchés. Mélangez-les bien, puis arrosez-les d'huile d'olive et ajoutez du sel et du poivre au goût. Une fois tous les ingrédients bien mélangés, gardez-les de côté et laissez-les refroidir. Une fois le mélange refroidi, la salade est prête à servir.

Apprécier!!

Salade Ambroise

Ingrédients

1 dl de lait de coco

2-3 tranches de zeste d'orange

Quelques gouttes d'essence de vanille

1 tasse de raisins, tranchés

2 mandarines, tranchées

2 pommes, tranchées

1 noix de coco, râpée et grillée

10-12 noix, concassées

Méthode

Prenez un bol moyen et mélangez le lait de coco, le zeste d'orange et l'essence de vanille. Une fois fouetté, ajoutez les tranches de mandarine ainsi que les tranches de pommes et de raisins. Après avoir bien mélangé tous les ingrédients, réfrigérez une heure ou deux avant de servir la délicieuse salade. Lorsque la salade a refroidi, servez-la avec un sandwich ou un hamburger.

Apprécier!!

Un quart de salade

Ingrédients

Une tasse de mayonnaise

Une tasse de fromage bleu

1/2 tasse de babeurre

une échalote

Écorces de citron

sauce Worcestershire

Feuilles de persil frais

Skis Iceberg

1 œuf dur

1 tasse de bacon, émietté

Sel et poivre au goût

Méthode

Écrasez la mayonnaise avec le fromage bleu, le babeurre, les échalotes, la sauce, le zeste de citron et le persil. Après avoir fait la purée, assaisonnez-la au goût et ajoutez du sel et du poivre au goût. Maintenant, prenez un autre bol et déposez les morceaux d'iceberg dans le bol avec l'œuf mimosa, de sorte que l'œuf mimosa colore les œufs durs à travers la passoire. Versez maintenant la purée de mayonnaise sur le bol de quartiers et de mimosa, puis mélangez bien. La salade est servie en y étalant le lard frais.

Apprécier!!

Salade de chili espagnol

Ingrédients

3 oignons verts

4-5 olives

2 poivrons

2 cuillères à soupe. Vinaigre de Xérès

1 tête de paprika fumé

1 tête romaine

1 poignée d'amandes

Une gousse d'ail

Tranches de pain

Méthode

Les oignons verts doivent être grillés puis coupés en morceaux. Maintenant, prenez un autre bol et mélangez le piment et les olives avec les amandes, le paprika fumé, le vinaigre, la romaine et les oignons verts grillés et hachés. Bien mélanger les ingrédients dans le bol et réserver. Maintenant, les tranches de pain doivent être grillées et lorsqu'elles sont grillées, les gousses d'ail doivent être frottées sur les tranches, puis le mélange de piment doit être versé sur les petits pains grillés.

Apprécier!!

salade de mimosa

Ingrédients

2 œufs durs

½ tasse de beurre

1 tête de laitue

Le vinaigre

Huile d'olive

Herbes, hachées

Méthode

Prenez un bol moyen et mélangez la laitue, le beurre avec le vinaigre, l'huile d'olive et les herbes hachées. Après avoir soigneusement mélangé les ingrédients dans le bol, mettez le bol de côté pendant un moment. Pendant ce temps, préparez le mimosa. Pour préparer le mimosa, les œufs durs doivent d'abord être pelés, puis à l'aide d'une passoire, les œufs durs sont filtrés et ainsi l'œuf de mimosa est prêt. Versez maintenant cet œuf de mimosa sur le saladier avant de servir la délicieuse salade de mimosa.

Apprécier!!

Waldorf classique

Ingrédients

1/2 tasse de mayonnaise

2-3 c. Crème aigre

2 ciboulette

2-3 c. Persil

1 zeste et jus de citron

Sucre

2 pommes, hachées

1 branche de céleri, hachée

Noix

Méthode

Prenez ensuite un bol de mayonnaise, crème sure fouettée à la ciboulette, zeste et jus de citron, persil, poivre et sucre. Lorsque les ingrédients dans le bol sont bien mélangés, mettez-le de côté. Maintenant, prenez un autre bol et mélangez-y les pommes, le céleri haché et les noix. Maintenant, prenez le mélange de mayonnaise et mélangez-le avec les pommes et le céleri. Mélangez bien tous les ingrédients, laissez le bol reposer un moment puis servez la salade.

Apprécier!!

Salade de pois aux yeux noirs

Ingrédients

Jus de citron vert

1 ail, haché finement

1 C. Cumin moulu

Sel

Coriandre

Huile d'olive

1 tasse de pois aux yeux noirs

1 Jalapeno, haché ou écrasé

2 tomates, coupées en dés

2 oignons rouges, hachés finement

2 avocats

Méthode

Le jus de citron vert est fouetté avec de l'ail, du cumin, de la coriandre, du sel et de l'huile d'olive. Une fois tous ces ingrédients bien mélangés, mélangez ce mélange avec des jalapeños écrasés, des doliques aux yeux noirs, de l'avocat et de l'oignon rouge finement haché. Lorsque tous les ingrédients sont bien mélangés, laissez reposer la salade quelques minutes puis servez.

Apprécier!!

Salade de légumes au fromage suisse

Ingrédients

1 tasse d'oignons verts, tranchés

1 tasse de céleri, tranché

1 tasse de poivron vert

1 dl d'olives farcies au piment

6 dl de laitue ciselée

1/3 tasse d'huile végétale

2 dl de fromage suisse râpé

2 cuillères à soupe. Vinaigre de vin rouge

1 cuillère à soupe. Moutarde de Dijon

Sel et poivre au goût

Méthode

Mélanger les olives, l'oignon, le céleri et le poivron vert dans un saladier et bien mélanger. Mélanger l'huile, la moutarde et le vinaigre dans un petit bol. Goûter la vinaigrette avec du sel et du poivre. Verser la vinaigrette sur les légumes. Réfrigérer une nuit ou plusieurs heures. Avant de servir, dressez l'assiette avec des feuilles de salade. Mélangez le fromage avec les légumes. Placer la salade sur la salade. Garnissez-le de fromage râpé. Sers immédiatement.

Apprécier!

Savoureuse salade de carottes

Ingrédients

2 livres de carottes, pelées et coupées en fines tranches diagonales

½ tasse de flocons d'amandes

1/3 tasse de canneberges séchées

2 tasses de roquette

2 gousses d'ail hachées

1 paquet de fromage bleu danois émietté

1 cuillère à soupe. Vinaigre de cidre

¼ tasse d'huile d'olive extra vierge

1 C. Ma chérie

1 à 2 pincées de poivre noir fraîchement moulu

Sel au goût

Méthode

Mélanger les carottes, l'ail et les amandes dans un bol. Ajouter un peu d'huile d'olive et bien mélanger. Ajouter du sel et du poivre au goût. Transférer le mélange sur une plaque à pâtisserie et cuire au four préchauffé pendant 30 minutes à 400 degrés F ou 200 degrés C. Retirer lorsque le bord brunit et laisser refroidir. Verser le mélange de carottes dans un bol. Ajouter le miel, le vinaigre, les canneberges et le fromage et bien mélanger. Ajouter la roquette et servir immédiatement.

Apprécier!

www.ingramcontent.com/pod-product-compliance
Lightning Source LLC
Chambersburg PA
CBHW070408120526
44590CB00014B/1312